# TRAITÉ DES VENTS,

## DES MALADIES INTERNES

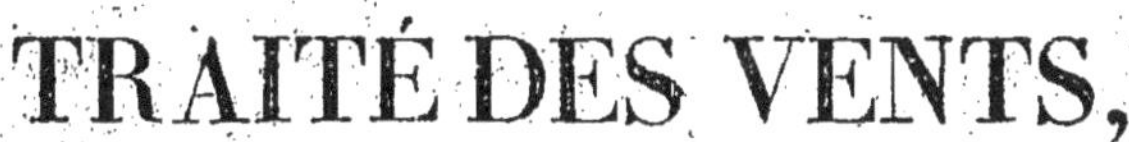

### QUI EN DÉPENDENT

ET DE CELLES QUI EN SONT LA CAUSE,

ou

L'ART DE LES PRÉVENIR ET DE LES GUÉRIR PAR UN NOUVEAU

MOYEN PROMPT ET EFFICACE.

PAR F. J. G. DE LA FACULTÉ DE PARIS.

PRIX 1 FRANC.

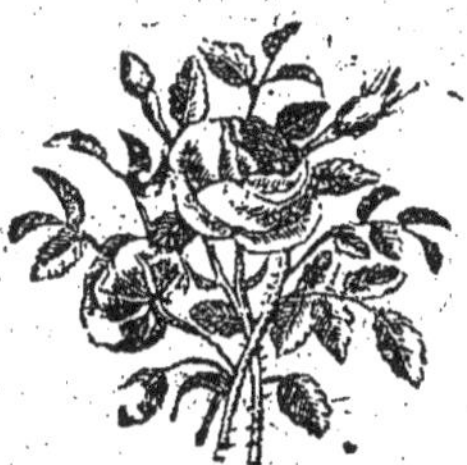

A PARIS,

CHEZ DELAUNAY, AU PALAIS ROYAL,

AU DÉPOT,

RUE DES LOMBARDS, N.º 16, CHEZ V. ZEDDE.

1832.

AU MANS, IMPRIMERIE DE MONNOYER.

# TRAITÉ
# DES VENTS,

DES

## MALADIES INTERNES QUI EN DÉPENDENT,

ET

## DE CELLES QUI EN SONT LA CAUSE;

OU L'ART DE LES PRÉVENIR ET DE LES GUÉRIR, PAR UN NOUVEAU MOYEN PROMPT ET EFFICACE.

## PAR F. J. G.,

DE LA FACULTÉ DE PARIS.

Omnibus assuetam jubeo servare diœtam,
Quod sic esse probo, nisi sit mutare necesse
Hippocrates testis, quoniam sequetur mala pestis.

» Avez–vous constamment suivi quelque regime?
» L'habitude est formée, il faut la respecter :
» Sans une cause légitime,
» On ne doit point s'en écarter.

# A PARIS,

## CHEZ DELAUNAY, PALAIS ROYAL;

## AU DÉPOT,

RUE DES LOMBARDS, N.° 16, CHEZ M. ZEDDE.

## 1832.

# DESCRIPTION DES VENTS,

## ET DU TRAITEMENT

## DE TOUTES LES MALADIES VENTEUSES.

Les vents sont des maladies qui affectent presque tous les hommes, quelque soit la profession qu'ils exercent, leur genre de vie, d'après leur aisance ou les privations auxquelles ils peuvent être soumis par leur position.

Cette maladie chronique, abandonnée à elle-même, sans moyens curatifs connus, est devenue la proie du charlatanisme, qui, spéculant sur la crédulité publique et comptant sur la faiblesse des hommes, toujours exposés à un mal sans cesse renaissant, sont facilement disposés à s'emparer avec avidité des remèdes qu'on leur offre, plutôt dans un but d'intérêt vil et méprisable, que dans celui de la philantropie et de l'humanité.

Cette maladie chronique, qui tourmente si péniblement les convalescens et une grande majorité des vieillards, devait exciter le zèle des médecins à en étudier les causes, les signes, et surtout le traitement, afin de découvrir un moyen capable de les prévenir ou de les guérir ; mais les maladies chroniques, lorsqu'elles ne présentent pas de dangers imminemment graves et que les individus qui en sont affectés peuvent prolonger leur existence pendant de longues années, sous cette influence incommode et toujours douloureuse, par les effets qu'elle détermine, sont malheureusement trop souvent négligées des médecins qui, soit par leurs occupations, soit par le défaut de l'oisir pour se livrer aux observations, se contentent, dans les cas les plus graves, d'apporter les soulagemens nécessaires, plutôt que de consacrer un tems long et précieux à l'étude d'un traitement chanceux et dispendieux, pour le malade qui y serait soumis.

D'ailleurs, pour étudier avec fruit une maladie comme celle

qui nous occupe et en bien connaître les effets, il faut, je crois, être sous son influence ; car les théories scientifiques bien loin d'enfanter de nouveaux remèdes, tuent ceux mêmes doués d'une activité éprouvée, laissant comme au – dessous d'elles le traitement des maladies les plus communes.

C'est cette incurie qui nous a engagé à donner toute notre attention à chercher, par un travail assidu, quelque moyen de les attaquer avec avantage.

Ce n'est qu'après des épreuves multipliées, que nous avons adopté le mode de traitement que nous publions, comme le plus avantageux pour guérir des maladies regardées jusqu'alors comme incurables.

Les nombreux succès que nous avons obtenus par notre moyen curatif, nous assurent son efficacité pour guérir *les vents*, quelle que soit leur cause, quel que soit leur siége. Le traitement que nous indiquons est infaillible, quand on l'emploie à tems, pour prévenir cette maladie chez les personnes menacées de devenir *venteuses* ou vaporeuses, ou qui ont des digestions pénibles.

Nous croyons donc rendre le plus grand service, en faisant connaître notre moyen de traitement, dont le succès est si complet et qui peut être mis en usage sans le secours du médecin, pourvu toutefois que des accidens particuliers et qu'on ne saurait prévoir, n'en nécessitent la présence.

Pour rendre notre remède plus agréable à prendre, nous en avons fait une liqueur spiritueuse, à laquelle nous avons donné le nom d'*Elixir anti-venteux*.

## VENTS.

On appelle vents, flatuosités, une collection d'air ou de fluide, plus ou moins incommode, qui séjourne dans les différentes parties du corps.

La production de ces fluides élastiques gazeux dans le corps, est très-souvent la cause de longues maladies et peut donner lieu à des accidens graves.

## DISTINCTION.

Lorsque les vents s'échappent par la bouche, on les appelle *éructations, rots ou rapports* ; lorsqu'ils parcourent les intestins sans bruit, *flatuosité* : avec bruit et sans douleurs, *borborygmes* ; lorsqu'ils excitent des douleurs aigües dans le ventre, on nomme ces accidens *colique venteuse* ; lorsqu'ils sortent avec violence par haut et par bas, c'est ce qu'on désigne par le nom de *choléra sec* ; quand ils s'amassent subitement dans l'estomac et les intestins, de manière à dilater et soulever considérablement ces parties, surtout vers les hypocondres (1), cette tumeur, douloureuse ou non, s'appelle *météorisme* ; s'ils s'accumulent lentement dans le tube intestinal, ou l'abdomen, formant une tumeur permanente, élastique ou qui résonne comme un tambour, c'est ce qu'on nomme *tympanite* ; lorsqu'ils occupent le tissu cellulaire et soulèvent considérablement la peau, ils donnent lieu à l'*emphysème*. Il se forme quelquefois des vents dans la matrice, la vessie, entre les poumons et la plèvre, entre le péritoine et les intestins.

On a parlé, depuis peu, d'un gaz animal, qui se forme dans différentes parties du corps, et qui donne lieu à des douleurs plus ou moins vagues. Le vulgaire donne aussi le nom de vents à toutes sortes de douleurs internes qui sont la plupart du temps très fatigantes.

## SIGNES OU SYMPTOMES.

Lorsque les vents ne peuvent sortir librement par le haut ou par le bas, et qu'ils occupent l'estomac, on y sent un gonflement, les malades éprouvent une forte douleur à la région de ce viscère, la respiration est gênée, le dégoût et le mal de cœur viennent bientôt, la langue se charge et quelquefois les vomissemens et la diarrhée augmentent encore ce malaise. Alors l'agitation, les palpitations de cœur, l'insomnie, le hoquet, les vertiges menacent les malades, si l'on ne se hâte de leur faire dégager ces vents.

Les vents intestinaux sont des gaz acide carbonique hydrogéné, carboné ou sulfuré ; la petite portion de gaz azote et oxigène qu'on y trouve, provient de l'air atmosphérique, avalé avec les alimens.

(1) Régions au dessous des côtes.

## CAUSES.

Elles sont très nombreuses, mais les principales sont la faiblesse des organes digestifs que suivent les mauvaises digestions, l'âge avancé, la constipation, etc.

Les alimens dont on fait usage, contenant une plus ou moins grande quantité de gaz divers combinés, dégagent par conséquent beaucoup de vents lors du travail de la digestion : ils s'accumulent et ils font d'autant plus souffrir qu'ils distendent des membranes plus ou moins malades suivant l'âge, le sexe ou le tempérament ; l'usage des légumes tels que choux, haricots, navets, etc. ; celui de certains fruits, comme les pommes vertes, les châtaignes ; l'abus du cidre, des vins frelatés, et des boissons chaudes, facilitent la formation des vents : l'obstruction du foie, de la rate, l'engorgement des gros intestins, en sont aussi des causes fréquentes.

Nous croyons pouvoir ajouter la disposition héréditaire, car nous avons vu plusieurs fois des familles entières fort sujettes aux vents.

Les flatuosités stomacales sont communes chez les sujets faibles, valétudinaires, chez les convalescens, les vieillards, les goutteux, et chez les gens de lettres. Il arrive souvent que les vents étant renfermés produisent des accidens, tels que l'asthme, la douleur de côté, l'hydropisie, l'obstruction de divers viscères, la distension de la matrice, etc.

La sortie de ces matières gazeuses, détruit ces affections : on doit donc s'attacher à les faire évacuer, et l'*élixir anti-venteux* y réussit constamment.

Le jugement à porter sur la présence des *vents* dans le corps, est relatif à la nature, aux causes de leur formation, à la partie ou à l'organe qui les renferme, et à la violence des accidens qu'ils produisent.

Les vents contenus dans l'estomac, par suite de la précipitation mise à avaler les alimens, et surtout la boisson, remontent très-facilement, quand on a pris quelques doses de l'*élixir anti-venteux* ; ceux qui paraissent sous forme de renvois aigres, ou d'œufs couvés, vers la fin de la digestion, annoncent que celle-ci est imparfaite, et presque toujours un estomac faible et malade.

( 7 )

En général, lorsque les vents se renferment dans le tube digestif, ils produisent des coliques violentes, du *météorisme* de la *tympanite*, *l'emphysème*, maladies fort dangereuses. ( Voyez ces articles. )

## TRAITEMENT.

Les personnes disposées aux vents préviendront facilement cette infirmité, en se mettant à l'usage de l'*élixir anti-venteux*, suivant l'indication (1).

Celles qui sont affectées depuis long-temps, obtiendront une guérison sûre et complète, après l'emploi de 4 à 6 flacons.

Pour les traitemens préservatif et curatif, on usera des tisanes n.° 1 et n.° 2.

Les fomentations, les lavemens composés, les potions anti-spasmodiques, ont été successivement employés, mais sans aucun avantage. Les personnes sujettes à ces indispositions, en faisant usage de l'*élixir anti-venteux*, verront leur estomac se fortifier et les vents disparaître aussitôt.

Malgré les peines que se donnent les solidistes pour trouver une explication de la *production des vents* dans les intestins, sans fermentation putride, nous trouvons leur théorie peu solide, et nous ne croyons pas que les gaz acide carbonique, azote, hydrogène, soit carbonés, soit sulfurés, et le gaz ammoniac, soient le produit de l'exhalation de la muqueuse intestinale ; mais bien de la décomposition putride des matières contenues dans le tube intestinal, et peut-être dans les vaisseaux qui y aboutissent. Nous sommes tout aussi incrédule sur les merveilleux effets de l'acupuncture pour guérir le *météorisme* ; d'autant mieux qu'il ne s'agit pas seulement d'expulser les gaz, mais de fortifier les intestins, et d'évacuer, de corriger les humeurs septiques.

---

## MÉTÉORISME.

C'est l'élévation ou la tension d'une portion du ventre ou de tout le bas-ventre communément douloureuse, et ne résonnant point lorsqu'on frappe dessus. Il est produit par des matières gastriques ou putrides qui en se corrompant

(1) Voyez indication de l'emploi de l'élixir anti-venteux.

dans les intestins , donnent lieu à un développement consi-
dérable de vents. Quand il y a douleur et tension; il existe
alors une disposition inflammatoire dans les entrailles. On
a beaucoup vanté les lavemens négatifs de Frambaglia qui
consistaient à introduire dans l'anus une seringue vide ; on
retirait le piston, et on soutirait par ce moyen les vents.
Le moyen était ingénieux mais souvent impraticable , aussi
est il maintenant oublié.

## TYMPANITE.

Vulgairement hydropisie sèche. On appelle ainsi une
distension permanente de l'abdomen , produite par des vents
renfermés dans le ventre.

## SYMPTOMES.

On reconnaît cette maladie à une élevation avec gonflement extraordinaire et très-prompt du ventre, qui se tend
comme un tambour , des vents fréquens sortent par haut
et par bas, le ventre , le dos., le nombril sont le siège de
vives douleurs ; l'appétit se perd , le sommeil et l'embonpoint
disparaissent, les urines et les selles deviennent rares , enfin
un accablement avec toux et oppression de poitrine, s'empare
du malade si l'on ne se hate d'apporter des secours.

La Tympanite est *intestinale* ou *abdominale*, ou l'une et
l'autre à la fois, selon que l'air est contenu dans les intestins ,
ou entre ceux-ci et les parois abdominales.

## CAUSES.

Les *causes* , sont l'atonie ou faiblesse des intestins et
l'accumulation des vents dans le canal intestinal. L'abus de
l'opium, des boissons chaudes, les fièvres mal guéries, les
obstructions du foie, les convulsions, facilitent la formation
des vents.

La Tympanite, comme on le voit, d'après la marche de
ses symptômes, est une maladie très-dangereuse, qu'il ne faut
pas négliger.

## TRAITEMENT.

*L'élixir anti-venteux*, administré d'après l'indication , fera
disparaître presque subitement cet appareil d'accidens si

graves , et préviendra leur formation. Nous occupant exclusivement des maladies venteuses et de celles produites par les vents , nous avons dû nécessairement rencontrer beaucoup de cas semblables ; eh bien , nous pouvons assurer qu'il n'a jamais manqué de produire un prompt soulagement marqué , quoiqu'il fut employé souvent après l'apparition des plus terribles accidens. ( Voyez, *Mode général de régime et Indication générale* ).

La matrice est susceptible aussi de contenir de l'air dans sa cavité , la présence de ces vents dans cette organe a été nommée *tympanite utérine* ou *physométre*; voici les symptomes :

On sent au bas-ventre une tumeur arrondie et uniforme, qui résonne sous la main qui la percute : les reins , le bas-ventre, les cuisses, sont très-douloureux ; l'excrétion des selles et des urines est troublée. Cette tympanite se distingue de l'hydropisie de matrice , de la grossesse et de la mole , par le son bruyant de la tumeur, joint au défaut de fluctuation et de pesanteur ; par le mouvement de l'enfant après quatre mois etc.

La faiblesse de la matrice , la dilatation de son ouverture , le resserrement spasmodique de cette organe ou son occlusion par une membrane, les peines morales , l'exposition de la matrice à l'accès de l'air par la négligence du bandage de corps après l'accouchement , sont les différentes causes de la tympanite utérine. Il suffit de quelques doses de l'élixir anti-venteux pour faire évacuer les vents et guérir les douleurs. ( Voyez l'indication ).

## EMPHYSÈME BOURSOUFLURE.

C'est une tumeur venteuse , élastique, indolente, ayant la couleur de la peau, passant d'un endroit de la peau à l'autre, et rendant un son particulier, lorsqu'on la presse avec la main.

L'emphysème est partiel ou universel : le premier occupe le plus souvent les paupières, les genoux, les articulations ; l'universel gagne toutes les parties du corps ou le tissu cellulaire est délié , tendu et dépourvu de graisse ; la boufissure devient semblable à celles des animaux qu'on souffle après les avoir égorgés.

## SYMPTOMES.

La boursouflure de la peau, le gonflement des mamelles, la difficulté de la respiration, une douleur à la partie infé-rieure du ventre, en sont les signes ordinaires.

L'emphysème est plus ou moins grave relativement à son étendue, à son siège et à ses complications ; cependant il est généralement d'angéreux.

Il n'est point de remède parmi tous ceux qu'on a employés jusqu'à ce jour, qui réussisse mieux que *l'élixir anti-venteux*, pour le traitement de l'emphysème, pris suivant l'indication.

## DES MALADIES PRODUITES PAR LES VENTS

### ET DE CELLES QUE L'ÉLIXIR ANTI-VENTEUX GUÉRIT AVEC LE PLUS DE SUCCÈS.

Les *fleurs blanches*, *l'absence* des *règles*, maladies qui accablent le sexe, sont toujours accompagnées de vents. Leur développement sera prévenu et guéri promptement par l'usage seul de *l'élixir anti-venteux*. Dans ces affections, un point principal a échappé à nos systématiques et c'est je crois cette négligence qui est la vraie cause de la fréquence des fleurs blanches, de la difficulté qu'ont certaines femmes à se régler ; *l'affaiblissement* de l'estomac et du tube intes-tinal. L'on veut considérer ces maladies comme causes de cet affaiblissement, tandis que l'expérience nous prouve journellement qu'elles n'en sont au contraire qu'un effet. Nous avons dit dans un autre chapitre, que les vents n'étaient rien autre chose que le résultat d'une maladie de ce même tube digestif, et que ces vents en s'accumulant produisaient à leur tour d'autres maladies : pour ne pas nous répéter, nous dirons que toutes les fois que nous avons employé notre méthode, contre ces tristes affections, nous avons non-seulement prévenu les vents, mais encore guéri complètement les fleurs blanches ; que nous avons décidé la venue des règles chez certaines personnes dont quelques-unes n'avaient jamais vu, et d'autres n'avaient vu qu'irrégulièrement.

Nous ne ferons pas la description de ces maladies ainsi

que des douleurs sciatiques ou rhumatismales ; elles sont malheureusement trop connues : l'élixir anti-venteux a constamment soulagé, quand il n'a pas guéri, ces affections qui étaient de date trop ancienne. Les femmes qui ne nourrissent pas, ressentent de tems à autre des douleurs vagues, des malaises, quelquefois font des maladies, sans qu'on sache à quoi en attribuer la cause ; elle n'est cependant pas difficile à trouver ; la voilà : le lait, pour la secrétion duquel la nature fait de si grand frais, n'étant pas dépensé dans la proportion de sa formation, doit nécessairement se placer quelque part ; mais n'importe, où il est porté, il n'est pas à sa place, puisqu'il était destiné à sortir ; par conséquent son siège n'étant point naturel devient malade : s'il reste dans les mamelles, il formera des engorgemens, des abcès qui négligés peuvent devenir des cancers ; s'il est poussé par le moyen de la circulation dans les membres et qu'il se fixe près des articulations, il formera des douleurs que le public appelle *fraîcheurs*, qui sont bien loin d'être agréables ; enfin les maladies laiteuses si graves dans leurs suites, seront prévenues ou guéries en très-peu de tems par l'emploi de notre moyen : l'usage de l'élixir anti-venteux, fera écouler le lait, fortifiera le systême général, empêchera ces malheureuses maladies qui résultent ou de l'ignorance ou de l'insouciance qu'ont certains individus à se soigner, quand cela leur est si facile.

## OBSERVATIONS.

Une dame âgée de 57 ans souffrait depuis onze ans, des vents ou vapeurs ; à tel point qu'elle ne pouvait se coucher pour dormir, elle était obligée d'être assise dans son lit, appuyée sur des oreillers : une personne de sa connaissance lui parle de l'élixir anti-venteux, elle n'avait pas fini la première bouteille, qu'elle pouvait dormir comme on se couche habituellement : après avoir fait usage de ce remède pendant un mois elle ne souffrait plus, et la dame qui n'osait pas manger parce que la digestion augmentait les vents, prit un grand appétit et put manger également de tout, sans ressentir aucune souffrance.

## 2.ᵉ **OBSERVATION.**

M. S..... fatigué de vents et souffrant beaucoup du côté du foie, ayant tenté une infinité de moyens pour se débarrasser de cette maladie, apprit que je soignais avec succès celle qui le tourmentait, me fit venir pour me consulter, redoutant que je ne puisse rien pour son soulagement ; je le mis de suite à l'usage de l'élixir anti-venteux, et du chocolat préparé d'après la même méthode ; en peu de jours il ne ressentit plus de vents, et cinq semaines après le commencement du traitement, la douleur du foie disparut.

## 3.ᵉ **OBSERVATION.**

M.ᵐᵉ B..... qui avait eu plusieurs enfans quelle n'avait pas allaités, et avait négligé de rien faire pour évacuer le lait, éprouvait des douleurs affreuses dans les jointures, même de petits abcès se formèrent aux environ des mamelles, ce qui l'engagea à me faire appeler : je reconnus de suite que le lait était la cause particulière de ces accidents, je lui prescrivis l'élixir anti-venteux, les abcès se guérirent aussitôt, et les douleurs des membres diminuant peu à peu finirent, par ne plus se faire sentir du tout.

## **INDICATION GÉNÉRALE**

### POUR L'EMPLOI DE L'ÉLIXIR ANTI-VENTEUX.

Dans toutes les maladies que nous avons décrites, on peut prendre quelques bains.

L'élixir anti-venteux se prend à la dose de une cuillerée à bouche matin et soir, pour les personnes au-dessus de 16 ans, quelque soit leur sexe ou leur affection. Les personnes d'un tempérament délicat, devront se contenter d'une seule cuillerée le matin à jeun ; elles pourront néanmoins en prendre une avec avantage si la digestion ne se fait pas.

L'orque l'on soupçonne des vers chez les enfans, on donnera pour un enfant de 4 à 6 ans, une cueillerée à café de l'élixir, dans une infusion d'un gros d'absinthe maritime sucrée légèrement ; pour ceux de 8 à 12 ans, deux cueillerées à café dans une infusion de deux gros. Enfin pour les grandes personnes, l'on mettra une cueillerée à bouche d'élixir dans une infusion de deux gros, pour une tasse qui devra être prise le matin à jeun. On continuera ce traitement de 4 à 6 jours.

## AVANTAGES DE L'ÉLIXIR ANTI-VENTEUX.

L'Elixir Anti-venteux prémunit contre les différentes et nombreuses affections que l'on a appelé vents, qui résultent d'une dégénération plus ou moins avancée des membranes qui tapissent l'intérieur des cavités du ventre et de la poitrine.

*L'Elixir anti-venteux* n'est point désagréable à prendre, il ne fatigue point l'estomac, la poitrine, ni le tempérament en général. Il n'est point échauffant, il est inaltérable et incorruptible. On peut l'expédier pour la province ou l'étranger, il n'est point susceptible d'être avarié par des voyages de long cours.

## COMPOSITION DE L'ÉLIXIR ANTI-VENTEUX.

Je ne prétends point faire de mon élixir un secret, mon but est même de le faire connaître.

Afin que les personnes qui en feront usage n'aient point la répugnance de celles qui employent des remèdes secrets dont elles ignorent la composition ; j'ajouterai que le mode de préparation, le soin apporté dans le choix des substances qui le composent, contribuent beaucoup à augmenter les propriétés. Je suis tellement convaincu de ce fait que je ne confierai à personne cette préparation dont j'ai souvent vu varier les propriétés, parce que les substances avaient été mal choisies et que l'on avait voulu en retrancher d'autres trop chères et considérées comme d'un effet secondaire.

Le choix consiste dans la connaissance des semences et racines les plus carminatives, que l'on fait digerer pendant 24 heures dans l'eau-de-vie et que l'on soumet à la distillation. Le produit de cette opération, coupé avec un tiers de l'élixir sacré dont la recette est publiée dans les formulaires, et sucré convenablement avec du sirop de capillaire, constitue l'élixir anti-venteux, que je recommande comme le meilleur stomachique et carminatif connu.

# CHOCOLAT ANTI-VENTEUX.

## DE SA PRÉPARATION ET DE SES AVANTAGES.

L'élixir anti-venteux est certainement le moyen le plus avantageux pour combattre les vents et leur cause, par conséquent peut suffire à leur guérison ; mais dans le cours du traitement, les malades sont souvent embarrassés dans le choix de leurs alimens, surtout pour ceux qui doivent composer le repas du matin : nous avons donc voulu suppléer à cette difficulté, en préparant un chocolat qui a l'avantage de contenir une partie des substances qui composent notre élixir anti-venteux dont il aide l'action. C'est un moyen aussi de mettre les enfans ou les personnes qui auraient du dégoût, à portée de profiter de notre méthode.

D'un goût très agréable, le chocolat anti-venteux ne laisse pas reconnaître l'arôme de l'élixir, qui déplairait dans un aliment, mais qui dans un moyen médicinal ne dégoûte point.

Ce chocolat, comme l'élixir, est éminemment stomachique; il ne pèse pas sur l'estomac même des plus malades, puisqu'il est composé pour empêcher et guérir ces accidens.

On le préparera en faisant dissoudre une tablette dans un demi verre d'eau et quand il sera cuit, on y ajoutera un peu de lait si l'on veut ; mais purement à l'eau, il serait préférable pour les personnes faibles ou très âgées. Ce chocolat préparé avec le plus grand soin, ne demande point l'addition de sucre comme on a l'habitude de le faire dans d'autres cas.

## MODE GÉNÉRAL DE RÉGIME.

Pendant que l'on use de *l'élixir anti-venteux*, il est nécessaire de se conduire comme il va être expliqué. Eviter tout sujet de colère et de révolution, s'abstenir de boire de l'eau de vie, des liqueurs, du vin pur, de manger des légumes crus comme la salade, les radis, et les sauces ou il entre du vinaigre.

Quoique la diète ne soit jamais ordonnée par ma doctrine, et que sa proscription soit un des grands avantages que pro

cure l'élixir anti-venteux , une certaine tempérance est pour-
tant nécessaire. Il faut éviter toute espèce d'attention forte et
suivie, et l'application trop prolongée de la vue sur de menus
objets.

Voici ce qui est simplement désirable et ce que l'on doit
observer de son mieux et autant que le permet l'état de sa
fortune ou de sa maladie : manger peu et souvent, afin de ne
pas prendre une trop grande quantité d'alimens , soit solides ,
soit liquides, dont la digestion est toujours longue. Eviter de
manger et de boire des substances chauffées à un trop haut
degré. S'abstenir de prendre des alimens ou des boissons
âpres , revèches et acides , lorsque les dents sont susceptibles
d'être agacées par ces substances. Etre scrupuleux sur le choix
de son eau potable et servant à la consommation victuelle
sous diverses formes. Tenir à la bonne qualité des vivres et à
ce qu'ils soient préparés proprement. Eviter l'impression du
froid, le proche séjour des marais et des lieux humides. Se
coucher de bonne heure et se lever tôt , changer de chemise
et de linge pour la moindre transpiration ou moiteur : une
goutte de sueur rentrée fait autant de mal , en tout état de
santé, que si beaucoup de sueur était repercutée ; une chemise
dans laquelle on a sué n'est pas saine , quoique on l'ait fait
sécher. On ne doit point employer de chauffrette : l'usage des
chauffrettes ou des augustines calcine le sang , coagule et con-
dense les humeurs.

## TISANES.

N.º 1. Infusion de tilleul et camomille , une pincée pour
une chopine d'eau.

N.º 2. Infusion de germandréé , avec quelques feuilles de
chicorée.

# TABLE DES MATIÈRES.



FIN.

LE MANS, IMP. DE MONNOYER.

# PRIX COURANT

DU LABORATOIRE

## DE FLEURY, PHARMACIEN

### A LONGJUMEAU.

---

Dragées vermifuges, la boîte. . . . . . . . . . 2 f.

Emplâtre contre les cors, la boîte. . . . . . . 2

Grains de santé, la boîte. . . . . . . . . . 2

Liqueur contre les engelures, le flacon. . 1 f. 50 et 3

Pastilles digestives de Darcet, la boîte. . . . . . 2

Pastilles pectorales, la boîte. . . . . . de 1 f. à 4

Pilules contre les étouffemens, la boîte. . de 2 f. à 6

Pilules orientales pour procurer un doux sommeil, la
    boîte. . . . . . . . . . . . . . . . 5

Pommade anti-ophtalmique, la boîte. . . . . . 3

Sirop pectoral, la bouteille. . . . . . . . . 4

    Idem, contre la coqueluche, le flacon. . . . . 3

    Idem, de limaçon, la bouteille. . . . . . . 4

Vin anti-chlorotique ou contre les flueurs blanches,
    la bouteille. . . . . . . . . . . . . . 8

Chocolat au salep, la livre. . . . . . . . . 5

    Idem. au tapioka, idem. . . . . . . . . 5

    Id. au gruau, id. . . . . . . . . . 3

    Id. à la vanille, id. . . . . . . . . . 4

    Id. anti-venteux, id. . . . . . . . . . 6

    Id. de santé, id. . . . . . . . . . 3

Elixir anti-venteux, le flacon. . . . . . de 2 f. à 4

# TRAITEMENT ET CONSULTATIONS

## PAR CORRESPONDANCE.

———

Dans le cas de maladies venteuses compliquées, on pourra demander *franco* des consultations par écrit auxquelles le médecin s'empressera de répondre, pourvu que l'on ait bien soin de décrire tout ce qu'on ressent.

———

Toutes les demandes de la province et de l'étranger devront être adressées, *franco*, au laboratoire de M. FLEURY, pharmacien, à Longjumeau ( Seine-et-Oise ) banlieue de Paris.

On ne peut expédier moins de cinq flacons à la fois, ce qui complète un traitement ordinaire.